AF298108

OBSERVATION

DE

PLEURÉSIE TERMINÉE PAR GANGRÈNE

Par M. MALHERBE,

Médecin de l'Hôtel-Dieu de Nantes.

Gangrène de la plèvre.

La gangrène de la plèvre est une altération très-rare, dit Laënnec, elle n'est presque jamais générale ou produite par la violence de l'inflammation ; presque toujours elle est consécutive à la rupture d'un abcès gangréneux du poumon, ou à une pleurésie chronique.

C'est quelquefois un moyen employé par la nature pour livrer passage à un empyème, et alors suivant que la gangrène attaque le feuillet pariétal ou viscéral de la séreuse, c'est à travers la paroi thoracique ou par les bronches que le pus se fait jour.

Les auteurs du Compendium donnent de cette altération la description suivante dont ils empruntent les principaux traits à Laënnec :

« La gangrène de la plèvre se reconnaît à des taches d'un vert brunâtre ou noirâtre, tantôt rondes, tantôt irrégulières, qui souvent ne comprennent que l'épaisseur de la membrane. Les points ainsi affectés sont ramollis et tombent facilement en détritus. Les parties subjacentes, telles que le tissu cellulaire, les muscles intercostaux, les côtes ou le poumon, participent à l'altération ; elles sont verdâtres, ramollies, exhalent une odeur fétide. Lorsque l'escharre est tombée, le contour de l'ulcération qui en résulte est noirâtre. Quelquefois la gangrène étant l'effet d'une pleurésie chronique, les fausses membranes anciennes qui couvrent la plèvre se mortifient également, prennent une teinte grisâtre ou verdâtre, sale, et une consistance putrilagineuse. Cela se voit surtout quand un abcès gangréneux du poumon s'est ouvert dans la plèvre. Une seule fois, dit Laënnec, j'ai vu une affection des fausses membranes pleurétiques chez un sujet qui avait en même temps dans le poumon trois excavations gangréneuses à demi pleines d'un putrilage grisâtre et horriblement fétide. »

On peut conclure de ce qui précède que la gangrène isolée de la plèvre doit être excessivement rare. Elle pourrait être diagnostiquée quand le foyer s'ouvre à l'extérieur ; dans toute autre circonstance, elle sera méconnue ou confondue inévitablement avec la gangrène du poumon. Dans le cas que nous allons rapporter, l'absence de fétidité de l'haleine permettait d'exclure la gangrène pulmonaire ; l'affection gangréneuse de la plèvre était tout-à-fait secondaire, et dépendait d'une cause qui n'a pas encore été signalée par les auteurs.

Observation.

Pleurésie latente, fistule thoracique, néphrite albumineuse, terminaison par gangrène de la plèvre.

Pasquier, Prosper, âgé de 44 ans, laboureur, entre à l'Hôtel-Dieu le 11 avril 1857.

En 1838, il eut des chancres auxquels succédèrent deux bubons qui durèrent six semaines.

En 1840, dyssenterie en Afrique, et à diverses reprises, fièvre intermittente, tantôt quotidienne, tantôt tierce.

En 1848, un nouveau bubon sans aucun autre accident.

Au mois d'août 1856, le malade s'aperçut d'une petite tumeur située sur la paroi thoracique droite, en dehors du sternum, vers le niveau du mamelon. Cette tumeur acquit en peu de jours le volume d'un gros œuf de poule, puis resta stationnaire. Elle était unie, molle, indolente, et la peau qui la recouvrait avait conservé sa couleur normale.

Au commencement de novembre parut une seconde tumeur située au côté interne de la première et plus petite qu'elle, à l'endroit où se trouve aujourd'hui la plaie supérieure de la poitrine dont nous parlerons plus bas. Cette dernière ne dépassa pas le volume d'une grosse noisette; elle s'élevait en pointe, et la peau qui la recouvrait était rouge. Le malade la prit pour un furoncle. Elle s'ouvrit spontanément sept semaines après son apparition et il s'en écoula du pus mêlé de sang.

Il y a environ six semaines, apparition d'une troisième tumeur semblable à la seconde, dans le point occupé par la plaie inférieure. Elle s'ouvrit au bout d'un mois et donna également issue à du pus mêlé de sang.

Après l'ouverture de la seconde tumeur, la première s'était affaissée, puis avait totalement disparu.

Il y a un mois environ, le malade étant sorti pour son travail, éprouva un refroidissement subit. Se sentant glacé, il rentra chez lui, alluma du feu, et eut tant de peine à se réchauffer, qu'il se fit aux pieds plusieurs brûlures avec développement de vésicules, sans ressentir autre chose qu'une légère chaleur. Il garda le lit, et trois ou quatre jours après il s'aperçut que ses pieds étaient enflés. L'œdème augmenta rapidement et occupa bientôt les membres inférieurs tout entiers, le scrotum et l'abdomen. Le ventre prit un développement considérable, mais ce qui frappa surtout le malade, ce fut l'énorme accroissement de volume des bourses.

Quelques jours après le début de l'œdème, l'émission des urines fut presque suspendue; le malade en rendait à peine un demi verre par 24 heures; il fut sondé une fois; il ne s'écoula pas d'urine.

Cet état ne fut pas accompagné de fièvre; mais il y eut perte d'appétit et surtout soif très-vive.

Il y a huit jours, tourmenté par la soif, et n'ayant rien autre chose à boire, le malade avala à peu près un litre et demi de vin blanc. Quelques heures plus tard il fut pris d'un dévoiement qui ne fit qu'augmenter jusqu'à son entrée à l'hôpital.

Le malade ne se rappelle avoir fait aucune chûte, ni avoir reçu aucun coup sur le thorax ; il n'a jamais senti de douleur dans cette région. Il était adonné aux boissons alcooliques.

Voici les symptômes qu'il présente à son entrée :

Pâleur et maigreur générales ; le pouls sans être petit est peu développé, mou, à 80 pulsations.

Du-côté droit de la poitrine, la respiration est plus obscure, et le son plus mat que du côté opposé ; mais on ne perçoit aucun bruit anormal, la résonnance de la voix semble un peu diminuée.

Appétit nul, soif vive, bouche pâteuse, mauvaise, diarrhée abondante, parfois avec coliques.

Sommeil rare et troublé par des rêves.

Infiltration des membres inférieurs, abdomen peu volumineux, ascite évidente, point d'œdème des parties externes de la génération ; pas de douleur par la pression dans la région des reins.

Sur le bord droit du sternum, au niveau du mamelon, existe une petite plaie fistuleuse irrégulière, de la grandeur d'une pièce de 2 francs, à bords noirâtres et de laquelle s'écoule, depuis une quinzaine de jours, un liquide grisâtre, d'une odeur infecte, gangréneuse, qu'on perçoit immédiatement en approchant du lit ; l'haleine du malade ne participe nullement à cette odeur. Un stylet enfoncé par la plaie pénètre sous la peau en haut, en dehors et en bas à une profondeur qui varie entre 5 et 10 centimètres.

A environ 3 centimètres au-dessous de cette plaie il en existe une autre beaucoup plus petite ; le stylet y pénètre également, mais seulement en dehors et en haut, et toujours sous les téguments.

Nous attribuons ces fistules à une altération des côtes, et nous supposons, en raison de la matité et de l'obscurité de la respiration, que le mal peut avoir envahi la plèvre.

Aucun changement les jours suivants : le 14, les urines d'une teinte pâle, sont essayées par la chaleur et l'acide azotique ; elles donnent un précipité abondant ; le coagulum d'une couleur grisâtre se redissout dans un grand excès d'acide.

15 avril, même état, mais faiblesse plus grande, diarrhée aussi forte, urines rendues en très-petite quantité ; mêmes réactions que la veille.

16, comme hier, le pouls est seulement plus fréquent (à 96.)

Le 17, surtout vers le soir, le malade paraît plus fatigué, l'abattement est profond. La bouche est enduite d'une matière épaisse, noirâtre ; l'haleine est fétide, mais son odeur se distingue de celle de la plaie, qui est bien plus forte et qui se répand bien plus loin autour du malade.

Il meurt sans agonie le 18, à 5 heures du matin. Il a eu un peu de délire pendant les 24 dernières heures.

Le traitement a consisté dans une diète assez sévère, dans l'emploi à l'intérieur de potions laudanisées, additionnées de sous-nitrate de bismuth, de lavements calmants contenant également du bismuth ; à l'extérieur, d'une solution d'iodure de potassium en injection dans les trajets fistuleux, et d'un pansement avec un digestif composé de parties égales de cérat et de baume d'Arcœus.

Autopsie faite environ 28 heures après la mort.

Emaciation générale prononcée, ascite et infiltration des membres abdominaux. Odeur prononcée de gangrène s'échappant par les plaies du thorax, qui donnent issue à quelques gouttes du liquide fétide et grisâtre qui s'en écoulait pendant la vie.

En incisant la peau par la plaie interne, on arrive dans une cavité irrégulière formée par le décollement des téguments de la poitrine, ayant environ 15 centimètres tranversalement et 7 à 8 verticalement. La paroi postérieure de cette cavité, à sa partie moyenne, dans l'intervalle qui sépare la 4ᵉ de la 5ᵉ côte, présente un trou rond capable de recevoir une grosse plume d'oie ; un stylet introduit par cette ouverture pénètre directement dans la cavité thoracique, jusqu'à une profondeur de 10 à 12 centimètres. On ne peut faire mouvoir le stylet librement dans tous les sens ; il rencontre çà et là de la résistance.

On ouvrant la poitrine, on constate l'existence d'une pleurésie ancienne enkystée qui a refoulé le poumon droit en haut et en dedans. La cavité, capable de contenir le poing d'un adulte, est remplie d'un liquide noirâtre, fétide, mélangé de grumeaux pseudo-membraneux colorés en noir ; elle est encombrée de nombreuses lames pseudo-membraneuses, noires à leur surface et encroûtées de substance calcaire qui leur donne une consistance osseuse. Les parois du kyste sont entièrement revêtues par la même production pathologique ossifiée. Le poumon refoulé, comme nous l'avons dit, en haut et en dedans, est comprimé, carnifié ; il contient cependant encore un certain nombre de vésicules perméables à l'air. Il ne participe nullement à l'altération gangréneuse. En bas, il adhère aux parois du kyste, partout ailleurs aux parois du thorax. Les côtes qui sont en rapport avec le kyste n'offrent aucune altération.

Le poumon gauche, engoué dans sa moitié postérieure, présente dans quelques points une induration complète, plus foncée en couleur que l'hépatisation rouge ordinaire ; là, le tissu est tout-à-fait imperméable à l'air, et les portions qu'on en détache se précipitent au fond de l'eau.

Un peu d'emphysème au bord antérieur. Cœur à l'état normal, rempli de caillots cruoriques et de sang liquide. Foie normal. Rate un peu friable.

Les reins sont augmentés de volume, presque doublés ; leur substance corticale est complètement décolorée ; le sommet des mamelons est occupé par une substance crétacée qui crie sous le scalpel.

Les capsules surrénales sont saines, mais dépourvues de pigment.

Crâne. Dans la grande cavité de l'arachnoïde, du côté droit, sur la moitié postérieure et supérieure de l'hémisphère, existe un caillot sanguin membraneux très-mince et un peu de sang liquide qui tache les deux feuillets de la séreuse. Du côté gauche, en enlevant la dure-mère, on voit des tractus albumineux qui vont d'un des feuillets de l'arachnoïde à l'autre. Cette membrane est épaissie, opaline surtout sur le trajet des vaisseaux ; la pie-mère est infiltrée d'une grande quantité de sérosité, les ventricules en contiennent environ deux cuillerées à café.

La substance grise de l'encéphale présente une coloration rose qui varie d'intensité, plus marquée dans les couches profondes que dans les couches superficielles ; un grand nombre de vaisseaux sont visibles dans la substance blanche. Les deux substances ont la consistance normale.

Le premier point qui appelle ici l'attention c'est cette singulière terminaison de la pleurésie, d'abord par ossification des fausses membranes, puis par fistule thoracique, et, enfin, par gangrène. Le poumon comprimé, refoulé en haut et en dedans, restant toujours étranger à la lésion pleurale.

L'origine de cette pleurésie reste très obscure pour nous ; car, depuis l'année 1848, où le malade avait eu un bubon, jusqu'au mois d'août 1856, époque où apparut la première tumeur thoracique, nous ne trouvons rien dans les commémoratifs qui puisse nous éclairer. Les questions les plus variées et les plus pressantes n'ont pu obtenir du malade d'autre réponse, sinon qu'il s'était bien porté dans l'intervalle. Sa vie était rude, sans doute ; il a dû souvent être exposé à des variations subites de température ; mais il n'a jamais senti ni oppression, ni douleur de côté.

La maladie a donc été absolument latente, et sa présence n'a été révélée que par l'effort tenté par la nature pour l'évacuation des produits morbides. Il s'est écoulé d'abord du pus mêlé de sang, puis rien que du pus. L'état de Pasquier est d'ailleurs resté le même ; il a continué de travailler jusqu'il y a un mois, au moment de ce refroidissement profond, accompagné d'une si grande altération de la sensibilité, qu'il s'est brûlé sans s'en apercevoir et sans ressentir autre chose qu'une légère chaleur.

A partir de ce moment, hydropisie, suppression ou diminution des urines, et probablement albuminurie ; un peu plus tard, écoulement d'un pus gangréneux par les fistules thoraciques.

La dernière phase de la maladie n'a rien de surprenant : la lésion rénale et l'albuminurie sont presque toujours la conséquence d'un affaiblissement progressif de l'économie, dû à des maladies répétées ou à l'action persistante de mauvaises conditions hygiéniques. Ces deux ordres de causes ont agi sur notre malade ; cela ressort naturellement de l'histoire de ses antécédents.

La gangrène, qui a envahi le kyste pleurétique, n'a été ici qu'une terminaison accidentelle de la pleurésie ; elle n'a pas été le moyen employé par la nature pour évacuer la collection contenue dans la poitrine, puisque les symptômes de gangrène ne se sont montrés que longtemps après l'ouverture de l'abcès. Doit-elle être attribuée à la pénétration de l'air ? Nous ne le pensons pas, car depuis plusieurs mois le foyer communiquait avec l'extérieur sans que l'économie parût en souffrir notablement. La transformation gangréneuse ne s'est opérée qu'après l'invasion des graves symptômes qui ont signalé le début de l'affection rénale, et c'est à l'influence de cette dernière qu'il faut la rapporter. L'atteinte profonde portée à la vie dans de semblables circonstances, peut faire redouter les désordres locaux les plus variés, et on connaît aujourd'hui un certain nombre de cas de gangrènes, dont l'origine ne saurait être cherchée ailleurs.

Enfin, on se rappelle le caillot sanguin trouvé dans la grande cavité de l'arachnoïde et l'infiltration prononcée de la pie-mère : ce sont là des phénomènes ultimes et contemporains des troubles intellectuels observés dans les derniers moments de la vie. Ils ont été, sans doute, le résultat de la gêne de la circulation centrale, en même temps que de l'infection putride du sang.

OBSERVATION

DE

CHORÉE MORTELLE.

RAMOLLISSEMENT

DE LA SUBSTANCE CORTICALE DU CERVEAU ET DU CERVELET

PAR M. MALHERBE,

Médecin de l'Hôtel-Dieu de Nantes.

La chorée, la plus singulière des maladies convulsives, a été et est encore rangée parmi les névroses, c'est-à-dire parmi les affections dont la trace anatomique est nulle ou incertaine.

En effet, dans la plupart des cas mortels, où l'autopsie a été pratiquée, on n'a pas trouvé, dans les centres nerveux, de désordres capables d'expliquer les symptômes observés pendant la vie. Dans ceux, au contraire, où, soit la moëlle, soit quelqu'une des parties de l'encéphale se trouvait intéressées, on a rencontré des lésions explicables par l'influence des complications qui avaient causé la mort, ou des altérations trop diverses pour servir à poser des conclusions générales.

On a cité, dit M. Sée, les concrétions calcaires de la substance cérébrale, l'inflammation ou l'induration des tubercules quadrijumeaux, l'induration et l'hypertrophie de la moëlle et du cerveau, les ostéides du canal vertébral, les kystes de la glande pinéale, les ramollissements de la moëlle et du *septum lucidum*, les ramollissements partiels des hémisphères cérébraux et les tubercules de l'encéphale.

Mais, de toutes ces données anatomiques, il n'y a , en réalité , que celles relatives aux tubercules de l'encéphale qui aient été constatées d'une manière précise et qui, par conséquent, puissent être prises en sérieuse considération. Georget les regarde comme une des causes les plus positives de la chorée. M. Andral (*leçons orales*), qui n'a eu qu'une seule occasion d'examiner les organes des choréiques, a constaté l'existence de la tuberculisation cérébrale. La même altération a été signalée par le docteur Headington. (Sée. *Mémoire sur la chorée. Mém. Acad. Méd.* t. XV. 1850).

Nous avons nous-même, dans un récent travail sur quelques cas rares de tuberculisation, rapporté l'observation d'une petite fille qui, vers la fin d'une maladie tuberculeuse, présenta des mouvements choréiques des membres, avec gonflement douloureux des articulations des pieds et des mains, et chez laquelle il existait une méningite avec production de fausses membranes dans la grande cavité de l'arachnoïde.

Depuis la publication du mémoire de M. Sée, plusieurs observateurs se sont occupés de la chorée, sans ajouter rien de bien remarquable à l'anatomie pathologique de cette affection.

Nous citerons une observation du docteur Robert Nairne : Ramollissement de la moëlle chez un garçon de 17 ans, affecté de chorée rhumatismale. (*Arch. gén. de Méd.* 1852).

Un cas rapporté par les docteurs Weir et Aitken : La maladie fut suivie de mort une quinzaine de jours après l'apparition des mouvements choréiques qui avaient été précédés, pendant quelques jours, de douleurs rhumatismales. D'après l'examen de la tête et du cerveau, on conclut que ces parties n'avaient pas les dimensions normales, et les auteurs se sont crus autorisés par là à rapprocher la chorée de l'idiotie et de la démence. (*Arch. gén. de Méd.* 1853).

Un travail de M. Leudet, sur les chorées sans complications, terminées par la mort, offre plus d'intérêt. Dans ces cas, dit l'auteur, l'autopsie ne révèle aucune lésion des centres nerveux, ni des autres viscères, tout au plus le cadavre présente-t-il quelques rapports avec celui des asphyxiés. Cette fâcheuse terminaison, qui peut survenir peu de temps après le début des mouvements choréiques (8 jours, dans l'obs. de M. Leudet), n'a été observée que chez des malades dont les mouvements étaient généraux et tellement violents qu'on était obligé de les maintenir attachés, et qu'un d'entre eux s'était brisé, pendant les mouvements convulsifs, toutes les incisives supérieures et deux des inférieures. On n'en doit pas conclure, pourtant, qu'on soit fondé à porter un pronostic grave toutes les fois que les mouvements choréiques atteignent une violence extrême; car il n'est pas rare d'observer des guérisons dans de semblables circonstances.

Nous ne nous arrêterons pas aux observations de chorée dues à la grossesse, aux douleurs d'une dent cariée; nous ne rappellerons que pour mémoire une chorée essentielle, observée chez une femme de 83 ans et suivie de guérison. (Roger. *Arch. gén.* 1854).

Nous ne nous sommes pas non plus occupé des travaux qui ont trait à divers points de la thérapeutique de cette affection, notre but ayant été de nous assurer si, parmi les faits connus, il s'en trouvait d'analogues à celui que nous allons rapporter. Nous croyons devoir décrire avec détail l'altération trouvée chez notre malade, parce que nous n'en avons pas rencontré un autre exemple dans les auteurs.

Observation.

Leduc, Pierre, laboureur, âgé de 22 ans, natif de Ligné, entre à l'Hôtel-Dieu, le 13 mars 1841.

Ce jeune homme extrêmement adonné à la masturbation, puisqu'il répétait l'acte jusqu'à 8 et 10 fois par jour, a été atteint il y a cinq ans d'une première maladie convulsive. Une dixaine de fois le jour, le malade devenait tout-àcoup immobile, étendait les bras, faisait quelques pas à reculons et tombait sur le dos privé de connaissance: au bout de quelques instants la connaissance revenait. Cet état a duré environ trois mois, il a cédé à une saignée et à un purgatif.

Le malade dont les habitudes n'avaient pas changé est retombé depuis trois ans. Tous les muscles du corps sont agités de mouvements choréiques, qui ont augmenté progressivement jusqu'au jour de l'entrée à l'Hôtel-Dieu de Nantes : Ainsi, dans le commencement, le malade pouvait aller et venir, malgré les mouvements désordonnés du système musculaire qui ressentait encore à un certain degré l'influence de la volonté ; mais depuis quelques mois il ne peut plus quitter le lit, et ne peut changer de place que quand on le porte. Il urine habituellement au lit, rarement il demande l'urinal. La constipation est assez forte et constante. L'intelligence est très-affaiblie.

Avant son entrée à l'hôpital, il n'a subi d'autre traitement qu'une saignée faite dès le début de la rechûte, et qui n'a eu aucun effet, ni en bien ni en mal.

Pendant tout le séjour du malade à l'Hôtel-Dieu, on n'a jamais constaté que certains muscles fussent affectés de mouvements plus violents que d'autres; on n'a pu savoir si, lorsque le mal était plus récent, il y avait à cet égard quelque différence appréciable. — Pendant deux mois, on essaie successivement les bains d'immersion, les bains de Baréges, les bains d'affusion, puis les simples bains tièdes avec applications froides sur la tête : enfin, les purgatifs énergiques et les anti-spasmodiques à forte dose unis aux narcotiques selon la méthode de Bardsley. (Musc. camphre, assa fœtida et laudanum).

Aucun de ces agents thérapeutiques n'eut la moindre influence sensible sur l'état du malade, qui avait d'ailleurs conservé l'appétit ; mais qu'on était obligé de faire manger, son intelligence étant celle d'un dément confirmé.

Vers le 9 mai, il survint de la diarrhée avec fréquence du pouls, chaleur de la peau, sécheresse et rougeur de la langue, soif vive, abattement. On suspendit les anti-spasmodiques, on se borna à prescrire la diète, les boissons mucilagineuses et les bains tièdes.

Au bout de quelques jours, ces symptômes s'amendèrent; la diarrhée cessa et l'appétit qui avait disparu se réveilla un peu ; il resta pourtant toujours un peu de sécheresse de la langue et de fréquence du pouls ; l'amaigrissement faisait des progrès rapides. On continua un régime sévère , on cessa les bains que le malade ne voulait plus prendre et pendant toute la durée desquels il poussait de grands cris.

Vers la fin de mai, l'amaigrissement est extrême , des excoriations se font aux parties sur lesquelles le corps repose. Le malade est plongé dans la stupeur, le pouls s'affaiblit, les mouvements convulsifs diminuent progressivement d'intensité. Déjections involontaires.

29 mai, le corps se couvre d'une éruption miliaire générale abondante à la face, aux membres thoraciques et à la partie supérieure du tronc, plus rare sur le reste du corps. Toutes les vésicules sont transparentes et entourées d'une auréole violette ; quelques-unes atteignent le volume d'un pois vert. La couleur de l'auréole devient plus intense les deux jours suivants.

31 mai, stupeur tout-à-fait profonde, mouvements convulsifs à peu près nuls; on en retrouve pourtant encore le souvenir dans la légère trémulation de quelques muscles qui devient sensible quand on agite le malade. Langue brune, sèche, lisse, dents encroûtées ; il s'écoule de la bouche, le long de la commissure la plus déclive, une matière mucoso-purulente ; le pouls est petit, fréquent et dépressible, la peau froide.

Le malade meurt le 1er juin, à une heure du matin.

Autopsie faite 30 heures après la mort.

Crâne. Os très-épais et très-durs, capacité crânienne évidemment très-petite. Les tissus de la dure-mère contiennent beaucoup de sang liquide. Cerveau peu volumineux ; ecchymose sous-arachnoïdienne à la face convexe des hémisphères ; il en existe aussi une sur les deux faces du cervelet. Un peu de sérosité dans les mailles de la pie-mère ; arachnoïde non épaissie, mais vive injection sub-jacente. Ramollissement et coloration rosée de toute la couche superficielle de la substance grise, qui s'enlève en bouillie par le plus léger grattage avec le dos du scalpel ; cette lésion occupe toute la surface des hémisphères du cerveau et du cervelet. Quand on coupe les circonvolutions verticalement, on voit sur la substance grise des vaisseaux très-fins et très-nombreux dirigés de la superficie du cerveau à la ligne blanche moyenne ; les circonvolutions postérieures où la ligne blanche est la plus apparente, sont aussi celles où les vaisseaux se voient le mieux, mais avec de l'attention on en distingue aussi dans les autres parties du cerveau. Le reste de la substance grise et toute la substance blanche de l'encéphale ont peu de consistance ; mais ces parties sont loin d'offrir la mollesse diffluente de la substance grise superficielle ; elles ne sont pas non plus hypérémiées notablement.

La cavité céphalo-rachidienne ne contient que fort peu de liquide ; les ventricules légèrement dilatés contiennent deux cuillerées de sérosité. Le réseau vasculaire qui enveloppe la moëlle immédiatement, est très-gorgé de sang. La consistance du cordon rachidien est à peu près celle qu'il présente chez les très-jeunes enfants ; le renflement cervical est beaucoup plus mou que le reste.

Poitrine. Poumon droit libre d'adhérences ; le gauche en présente de considérables à la base et au sommet, et quelques-unes plus petites sur le reste de sa surface ; plusieurs des points adhérents offrent des taches noires semblables à des caillots sanguins.

La surface des poumons est parsemée d'un grand nombre de granulations miliaires dures qui font saillie au-dessous des plèvres, et qui semblent avoir dans la substance pulmonaire des pédicules vasculaires. La plèvre pariétale est rouge et offre des granulations de même nature ; cette production est plus abondante à droite qu'à gauche.

La substance des poumons est d'un rouge vif, plus obscurs vers le bord postérieur où il existe un peu d'engouement ; quelques tubercules se trouvent çà et là au milieu du tissu pulmonaire ; les ganglions bronchiques sont volumineux et infiltrés d'une grande quantité de matière tuberculeuse. Les bronches offrent une coloration rosée assez intense et sont remplies d'un mucus blanc rosé.

Le cœur d'un volume ordinaire est flasque, son tissu pâle, ses cavités ne contiennent qu'un peu de sang liquide de même que le reste du système circulatoire ; les valvules mitrale et tricuspide présentent un épaississement léger vers leur bord libre.

Abdomen. Estomac à peu près sain, fortement coloré par la bile, développement des follicules du pylore. Rougeurs sur les valvules conniventes du duodénum ; puis rougeurs et arborisations vives répandues de loin en loin dans l'intestin grêle et le gros intestin. La dernière moitié de l'intestin grêle et tout le gros intestin présentent une éruption abondante de follicules disséminés. La membrane muqueuse est de consistance normale.

Foie cirrheux, peu volumineux et flasque. Pancréas gris et flasque, rate volumineuse sans ramollissement.

Reins laissant écouler beaucoup de sang à la section, quoique leur tissu soit pâle. Vessie distendue par l'urine, sa muqueuse offre une injection fine.

Ce qui appelle surtout l'attention dans l'histoire de Leduc, c'est cette altération générale de la couche la plus extérieure de la substance corticale du cerveau et du cervelet ; ce ramollissement si prononcé sans adhérence avec les membranes, et coïncidant avec un affaiblissement progressif de l'intelligence. On ne saurait voir là autre chose que les conséquences d'une encéphalite périphérique chronique ; la chorée chez ce malade n'était donc pas essentielle ; mais l'expression symptomatique était telle que pendant la vie il eût été impossible de lui assigner un autre nom. La démence qui compliquait la maladie convulsive pouvait seulement faire penser qu'il existait une altération matérielle du cerveau.

L'hypérémie de l'enveloppe de la moëlle épinière et la mollesse de ce cordon médullaire ont été, comme nous l'avons vu, signalées dans d'autres observations et n'ont ici qu'une importance secondaire.

Les altérations du foie et du tube digestif aussi bien que les granulations miliaires des plèvres et des poumons, et les tubercules des ganglions bronchiques sont nés sous l'influence de l'affaiblissement progressif de l'économie, et nous trouvons en définitive les preuves d'une cachexie profonde dans l'éruption terminale de vésicules à auréoles ecchymotiques, et dans ces ecchymoses noires occupant les points du poumon gauche où se trouvaient les adhérences.

Doit-on regarder l'épaississement du bord libre des valvules mitrale et tricuspide comme les traces d'un rhumatisme antérieur? N'ayant pu obtenir aucun renseignement à ce sujet, nous ignorons si le malade en a été atteint; mais nous devions poser la question, aujourd'hui que tant de faits bien observés témoignent de la fréquente coexistence de la chorée avec les affections rhumatismales, et que plusieurs observateurs distingués sont d'avis qu'un grand nombre de chorées ne reconnaissent pas d'autre cause, et ne sont pas d'autre nature que le rhumatisme. Toutefois, dans le cas présent, il existe une circonstance étiologique différente et dont l'efficacité ne saurait être contestée.

L'onanisme admis par tous les auteurs au nombre des causes de la chorée, est à peine pris en considération par M. Sée. Cette cause, dit-il, n'a été constatée que dans quelques faits isolés et dans le plus grand nombre des cas, l'interrogation la plus minutieuse ne lui a fourni que des résultats négatifs. Nous n'acceptons pas le raisonnement de M. Sée sur ce point, nous croyons que cette cause doit intervenir beaucoup plus souvent qu'elle n'est constatée, parce que les malades cherchent naturellement à dissimuler leurs penchants vicieux. Chez Leduc, elle était incontestable et son action a été assez profonde et assez prolongée, pour expliquer les graves désordres qui l'ont fait succomber après l'avoir privé de la raison.

Nantes, Imprimerie de Mme v° Camille Mellinet.